Lucas Filipa

Pancreatite aguda crítica

Lucas Filipa

Pancreatite aguda crítica

Imprint

Any brand names and product names mentioned in this book are subject to trademark, brand or patent protection and are trademarks or registered trademarks of their respective holders. The use of brand names, product names, common names, trade names, product descriptions etc. even without a particular marking in this work is in no way to be construed to mean that such names may be regarded as unrestricted in respect of trademark and brand protection legislation and could thus be used by anyone.

Cover image: www.ingimage.com

This book is a translation from the original published under ISBN 978-620-2-30549-5.

Publisher:
Sciencia Scripts
is a trademark of
Dodo Books Indian Ocean Ltd. and OmniScriptum S.R.L publishing group

120 High Road, East Finchley, London, N2 9ED, United Kingdom
Str. Armeneasca 28/1, office 1, Chisinau MD-2012, Republic of Moldova, Europe
Printed at: see last page
ISBN: 978-620-7-66212-8

Resumo

A pancreatite aguda crítica (PAC) emergiu recentemente como a pancreatite aguda mais grave. O choque é um processo fisiopatológico complexo que conduz frequentemente à síndrome de disfunção de múltiplos órgãos (MODS) e à morte. Embora a MODS só tenha sido descrita recentemente, tem sido observada em doentes internados em UCI há várias décadas. No entanto, a pancreatite aguda associada ao choque cardiogénico é um evento raro.
Um homem caucasian aguda induzida por choque crítico. Tinha antecedentes de pancreatite crónica. Bebia álcool e fumava cigarros, tinha antecedentes de VHC crónico (os anticorpos séricos anti-VHC eram positivos e o ARN VHC sérico era negativo) e infeção prévia por VHB (os anticorpos séricos anti-Hbs e Hbc eram positivos e o Ag Hbs era negativo).O doente desenvolveu MODS cardiovascular, renal (AKIN 3), respiratório e também síndrome compartimental. O doente recuperou ao longo de várias semanas com suporte invasivo por termodiluição transpulmonar, com choque cardiogénico evoluindo para choque distributivo; suporte de norepinefrina; suporte ventilatório invasivo e diálise (CRRT). Foi submetido a cirurgia de urgência: colectomia total (isquémia do cólon sigmoide), ileostomia e colecistectomia. Após um internamento de 5 meses com algumas infecções nosocomiais, a evolução clínica foi tão boa que o doente pôde sair do hospital com estabilidade hemodinâmica.Os doentes com pancreatite aguda grave necessitam de cuidados médicos intensivos. Pode ocorrer uma série de complicações no espaço de horas a dias (por exemplo, choque, insuficiência respiratória, insuficiência renal, hemorragia gastrointestinal ou falência de vários órgãos). Os objectivos do tratamento médico são proporcionar cuidados de suporte intensivos, limitar a infeção e reconhecer e tratar as complicações sempre que necessário.
Palavras-chave: pancreatite aguda crítica, síndrome de disfunção de múltiplos órgãos, unidade de cuidados intensivos, cirurgia de emergência, complicações.

Capítulo 1 Antecedentes

[17]A pancreatite aguda é uma doença inflamatória aguda do pâncreas que se caracteriza clinicamente por um início súbito de dor abdominal superior e bioquimicamente por um aumento dos enzimas pancreáticos no sangue. Qualquer dor aguda grave no abdómen ou nas costas deve sugerir pancreatite aguda. [1]Por conseguinte, o diagnóstico é efectuado com base em dois dos seguintes critérios: dor abdominal típica no epigástrio que pode irradiar para as costas, um aumento de três vezes ou mais da lipase e/ou amilase séricas e achados confirmatórios na imagiologia transversal do abdómen.

[1]Estimativas recentes da National Inpatient Sample nos EUA mostram que a pancreatite aguda é o diagnóstico principal de internamento gastrointestinal mais comum.

[22]A pancreatite aguda está associada a uma elevada taxa de mortalidade, reduz a esperança de vida dos sobreviventes e representa um encargo significativo para o sistema de saúde.

[15]A incidência da pancreatite aguda varia entre 4,9 e 73,4 casos por milhão de habitantes em todo o mundo. [1]Kasper afirmou que a taxa de mortalidade é de 1% e a incidência é 88% mais elevada nos africanos do que nos não africanos e mais elevada nos homens do que nas mulheres .

[28]A pancreatite aguda foi o motivo mais comum de hospitalização devido a doença gastrointestinal nos EUA ( ).

[15]Os custos médicos directos das hospitalizações por pancreatite aguda nos Estados Unidos excederam os 2 mil milhões de dólares por ano, com a pancreatite aguda a resultar em 277.000 admissões hospitalares e 475.000 consultas externas. [29,17]Cerca de 70% a 80% dos doentes com pancreatite aguda têm uma evolução ligeira da doença, mas 20% a 30% dos doentes têm uma evolução grave da doença com uma taxa de mortalidade significativa de até 40% .

[22]Podem ocorrer complicações graves em 20-30% dos doentes com

pancreatite aguda, que podem evoluir para uma síndrome de disfunção de múltiplos órgãos (MODS) que requer cuidados intensivos numa UCI. [22]A AP-MODS ocorre geralmente de forma rápida e as características da AP-MODS podem já estar presentes aquando da admissão no hospital.

[15]A pancreatite aguda crítica surgiu recentemente como a categoria de gravidade mais ameaçadora da pancreatite aguda. [28]A pancreatite aguda crítica, tipicamente definida como insuficiência orgânica persistente e/ou necrose pancreática infetada, ocorre em cerca de 5-10% dos doentes com pancreatite aguda e está associada a um aumento da mortalidade, da morbilidade e da duração da hospitalização.

O choque é um processo fisiopatológico complexo que conduz frequentemente à síndrome de disfunção de múltiplos órgãos (SDMO) e à morte. [12]Embora a síndrome de disfunção de múltiplos órgãos só tenha sido descrita recentemente, tem sido observada em doentes internados em UCI há várias décadas. No entanto, a pancreatite aguda associada ao choque cardiogénico é um evento raro.

Um homem caucasiano de 53 anos de idade apresentou-se no serviço de urgência com uma história de dois dias de dor constante e umbilical 5/10 acompanhada de diarreia não sanguinolenta. Tomou paracetamol sem se sentir melhor. Não apresentava vómitos, náuseas, anorexia, iterícia, colúria nem acolia fecal. Tinha antecedentes de pancreatite crónica, hepatite C crónica - HCV (os anticorpos séricos anti-HVC eram positivos e o RNA HCV sérico era negativo) e infeção anterior por hepatite B (HBV) (os anticorpos *séricos anti-Hbs* e Hbc eram positivos e *o Ag-Hbs* era negativo). Tinha hábitos de consumo excessivo de álcool e cigarros. Não tinha antecedentes cirúrgicos, sociais ou familiares relevantes. A sua medicação atual era esomeprazol e oxazepam. Não foram registadas alergias a medicamentos.

Ao primeiro exame, encontrava-se pirexial. A pulsação era de 70 por minuto, a pressão arterial de 156/100 mmHg e a saturação de oxigénio de 94%. A escala de coma de Glasgow era de 15, sem fluttering. Tinha esclerose anictérica e o exame cardiopulmonar era bom. O exame gastrointestinal revelou sensibilidade hipogástrica e o fígado estava aumentado de tamanho e sobressaía 2 cm para além do rebordo costal.

Foi realizado eletrocardiograma e radiografia de tórax (Figuras 1 e 2), não tendo sido detectadas alterações.

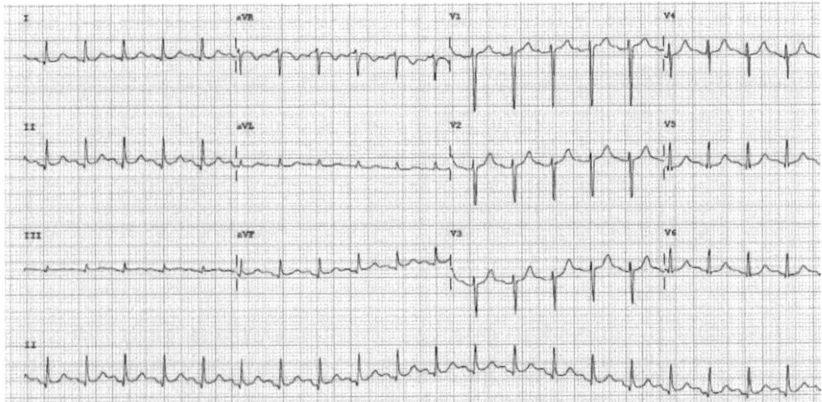

Figura 1: Eletrocardiograma do doente na admissão - ritmo sinusal, frequência cardíaca de 80 por minuto, sem sinais de isquémia aguda.

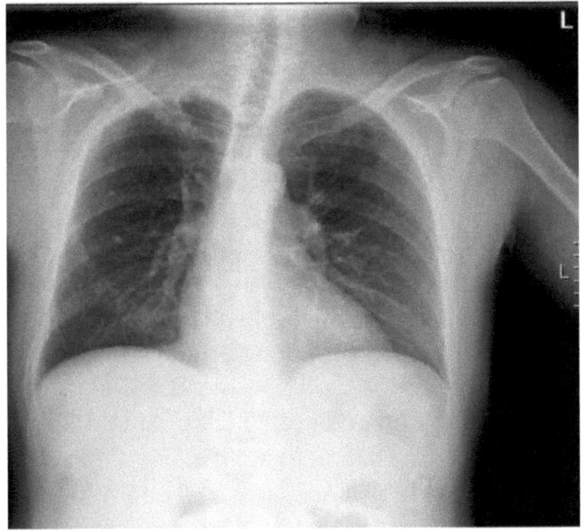

Figura 2: Radiografia do tórax do paciente sem alterações pleuroparenquimatosas.

[6]A contagem inicial de glóbulos brancos era de 12 400x10 com 74%

de neutrófilos, 170 000 placas e um rácio normalizado internacional (INR) de 1,23, um nível de proteína C-reactiva de 0.20 mg/dL, uma amilase de 555 UL/L, uma aspartato aminotransferase (AST) de 88 UL/L, uma alanina aminotransferase (ALT) de 56 UL/L, uma bilirrubina total de 0,62 mg/dL, uma fosfatase alcalina (FA) de 76 UL/L, uma gama-glutamil transferase (GGT) de 250 UL/L e uma lactato desidrogenase (LDH) de 296 UL/L. [11]A creatinina era de 0,57 mg/dL, o sódio sérico de 138 mmol/L e o potássio sérico de 4,8 mmol/L (Tabela 1,).

O diagnóstico inicial não era claro e foi realizada uma TAC do abdómen que revelou pancreatite aguda com necrose do parênquima e acumulação de líquido peripancreático (Figura 3). [5]A pontuação modificada da TC foi D, com uma taxa de mortalidade estimada de 6% e uma taxa de complicações estimada de 35% . [7]O índice de gravidade da pancreatite aguda à cabeceira do doente (BISAP) foi de 0.

Após 48 horas, encontrava-se subfebril (37,8 °C), com uma frequência de pulso de 118 por minuto, pressão arterial de 146/108 mmHg e saturação de oxigénio de 88% em ar ambiente. A escala de coma de Glasgow era de 13. No exame gastrointestinal, o hipogástrio e o epigástrio estavam sensíveis e o fígado estava aumentado e sobressaía 2 cm para além do arco costal.

[n]Os valores laboratoriais mostram: 5500x10 6 leucócitos com 81,5% de granulócitos neutrófilos, 50.000 placas e um valor INR de 1, um aumento da creatinina e da proteína C-reactiva (creatinina de 1,55 mg/dL e proteína C-reactiva de 32,74 mg/dL). A amilase sérica era de 742 UL/L e a lipase sérica de 6225 UL/L, uma AST de 502 UL/L, uma ALT de 77 UL/L, uma bilirrubina total de 1,12 mg/dL, uma FA de 55 UL/L, uma GGT de 534 UL/L e uma LDH de 426 UL/L. [11]O nível sérico de sódio era de 136 mmol/L, o nível de potássio era de 4,7 mmol/L e o nível de cálcio era de 8,4 mg/dL (Tabela 1,).

Tabela 1 Dados laboratoriais na admissão e após 48 horas.

Laboratory data	0h	48h
Hemoglobin	17 g/dL	15.3 g/dL
White cell count Neutrophiles	**12400x10^6/L** 74%	**5500X10^6/L** 81.5%
Plaquets	170 000	**50 000**
INR	1.23	1.0
Urea	28 mg/dL	53 mg/dL
Creatinine	0.57 mg/dL	**1.55** mg/dL
C reactive protein	0.20 mg/dL	**32.74** mg/dL
Sodium	138 mmol/L	136 mmol/L
Potassium	4.8 mmol/L	4.7 mmol/L
Calcium		8.4 mg/dL
Total bilirubin	0.62 mg/dL	1.12 mg/dL
Albumin		3.3 mg/dL
AST	88 UL/L	**502** UL/L
ALT	56 UL/L	77 UL/L
FA	76 UL/L	55 UL/L
GGT	290 UL/L	**534** UL/L
LDH	296 UL/L	**426** UL/L
Amylase	555 UL/L	742 UL/L
Lipase		**6225** UL/L
TG		205 mg/dL
Blood ethanol concentration	2.69 mg/dL	

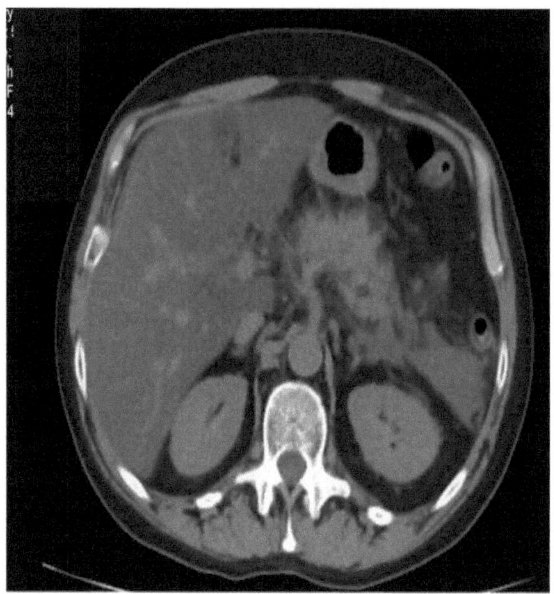

Figura 3: Imagem de TAC do doente à entrada.

Os gases sanguíneos revelaram uma acidose metabólica com um pH de 7,29, pCO2 55mmHg, pO2 55mmHg, lactato 2,7mmol/l, nível de bicarbonato de 26,4mmol/l e SpO2 de 84%.
Após 48 horas, o critério de Ranson foi de 5, com uma taxa de mortalidade prevista de 40% (ver Quadro 2, que enumera os critérios para cada sistema).
Foi imediatamente iniciada uma reanimação intensiva com fluidos, incluindo o alívio da dor e o repouso intestinal. No entanto, após 48 a 54 horas, o doente entrou rapidamente em choque, necessitando de apoio da unidade de cuidados intensivos.

Table 2: Os sistemas de pontuação utilizados para avaliar a gravidade da pancreatite aguda, tais como os critérios de Ranson, CT e BISAP utilizados para classificar a doença deste doente, foram fundamentais. Fonte: Godman L, Schafer AI. [th] 24 Edition. Goldman's Cecil Medicine. *Elsevier Saunders.* 2012.

SYSTEM	CRITERIA	DEFINITION OF SEVERE PANCREATITIS

Ranson	At admission
	  Age > 55 years
	  WBC > 16,000/μL
	  Glucose > 200 mg/dL
	  LDH > 350 IU/L
	  AST > 250 IU/L
	Within next 48 hours
	  Decrease in hematocrit by > 10%
	  Estimated fluid sequestration of
	    > 6 L
	  Serum calcium < 8.0 mg/dL
	  Pao_2 < 60 mm Hg
	  BUN increase > 5 mg/dL after
	    hydration
	  Base deficit > 4 mmol/L
		Total score ≥ 3

APACHE-II	Multiple clinical and laboratory factors.
	  Calculator available at www.mdcalc.
	  com/apache-ii-score-for-icu-mortality
		Total score ≥ 8

BISAP	BUN > 25 mg/dL Impaired mental status Presence of SIRS Age > 60 years Pleural effusion	Total score > 2

CT	A: Normal pancreas
	B: Focal or diffuse enlargement of
	  pancreas
	C: Grade B plus pancreatic and/or
	  peripancreatic inflammation
	D: Grade C plus a single fluid
	  collection
	E: Grade C plus two or more fluid
	  collections or gas in pancreas
		Grade > C

CT severity index	CT grade
	  A = 0
	  B = 1
	  C = 2
	  D = 3
	  E = 4
	Plus necrosis grade
	No necrosis = 0
	  <30% necrosis = 2
	  30-50% necrosis = 4
	  >50% necrosis = 6
		Score > 5

Após 48 horas, encontrava-se subfebril (37,8 °C), a frequência de pulso era de 118 por minuto e a tensão arterial de 146/108 mm Hg. [n]A escala de coma de Glasgow era de 13. Os valores laboratoriais revelavam uma proteína C-reactiva elevada, níveis elevados de amilase e lipase e disfunção renal: contagem de leucócitos 5500x10 6 células/L, 50000 placas, amilase sérica 742 UI/L, lipase 6225 UI/L, um BUN de 53 mg/dL, uma AST de 502 UI/L, um cálcio sérico de 8,4 mg/dL. A absorção de fluidos era superior a 6 litros. Os gases sanguíneos revelaram uma acidose metabólica com um pH de 7,29, pCO2 de 32 mm Hg, pO2 de 55 mm Hg, lactato de 2,7 mmol/L, bicarbonato de 18 mmol/L e SpO2 de 84%.

Após 54 horas, desenvolveu-se uma pancreatite alcoólica aguda induzida por choque crítico, choque distributivo e hipovolémico/cardiogénico com MODS cardiovascular, renal e respiratório. Ao exame físico, encontrava-se inconsciente, hemodinamicamente instável (isto é, hipotenso |pressão arterial sistólica 60 mm Hg| e taquicárdico |frequência cardíaca 130 batimentos por minuto|) e com uma pressão venosa central (PVC) de 10 mm Hg. As suas extremidades estavam frias e cianóticas e a sua pele estava pálida. Apresentava-se oligúrico, com insuficiência renal aguda e insuficiência respiratória global com níveis elevados de lactato associados a disfunção neurológica, dor não controlada e hipoglicémia (30-50 mg/dL).

Foi introduzido um sistema PiCCO com pontos hemodinâmicos indicativos de choque cardiogénico (ver Quadro 1). Foram então efectuados vários exames. Os dados laboratoriais revelaram um nível de troponina I de 0,51 ug/L, NT-pro-BNP (péptido natriurético N-terminal pró-B) de 13350 pg/mL e uma creatinina quinase (CK) de 2118 UL/L. O eletrocardiograma mostrava taquicardia sinusal com uma frequência cardíaca de 150 bpm, um intervalo PR de 120 ms e uma duração do QRS de 80 ms. A radiografia de tórax mostrava cardiomegalia e campos pulmonares livres. O ecocardiograma transtorácico não foi claro.

A causa do choque cardiogénico foi, portanto, uma cardiomiopatia de stress, em que o esforço intenso leva a uma fraqueza rápida e grave do músculo cardíaco.

Table 3: Pontos hemodinâmicos determinados com *PICCO* (Pulse Induced Continuous Cardiac Output) durante 4 dias na UCI.

	Day 0	Day 1	Day2	Day3	Day4
Cardiac Index (CI) [N:2.5-4 L/min]	1.79	2.4	2.79	4.83	3.18
Systolic Index (SI) [N:41-51 mL/m^2]		19.1			
Sistemic vascular resistance index (SVRI) [N:1200-1.800 dyn*seg*m^2/cm^5]	2858	1763	2178	530	2416
Stroke volume variation (SVV)	15		7	26?	5
Extra-vascular lung water (EVLW) [N:3-7 mL/kg]	8.8	7.9	8.3	11.9	
Intrathoracic blood volume (ITBVI) [N:850-1000mL/m^2]				866	712
Central venous pressure (CVP) [N: 12-15 mmHg, if ventilatory support]	11	10	11	16	
MAP (mean arterial pressure) [N> 70 mmHg]	60	70	75	60	96
GEDI (Global end-diastolic índex)		483	773		570

[N:680-800 mL/m^2]					
ScvO2 (central venous oxygen saturation) [N:70-90%]		60			70
GapCO2 [N < 6%]		10			5

Devido à instabilidade clínica do doente, foi necessário suporte invasivo com termodiluição transpulmonar, expansão volémica com soro fisiológico a 0,9%, suporte de nor-epinefrina (fármacos vasoactivos) para aumento da pressão arterial, ventilação mecânica e diálise (CRRT). Recuperou em sete dias, após o que a dieta foi lentamente alterada.

Foram efectuadas várias operações durante o internamento. Nos primeiros dias, o doente teve uma síndrome de compartimento com uma pressão intra-abdominal > 20 mm Hg, o que exigiu uma laparostomia com lavagem e necrosectomia de segmentos pancreáticos e intestinais. Duas semanas depois, o doente desenvolveu colecistite gangrenosa, isquémia mesentérica e hepática, pelo que se procedeu a colecistectomia percutânea e colectomia subtotal. Devido à isquémia do cólon sigmoide, foi efectuada uma colectomia total três dias depois. A drenagem do líquido peripancreático foi efectuada um mês depois.

[nd]No segundo mês de admissão, as culturas do líquido ascítico foram positivas para *Escherichia coli*, um *Enterococcus faecalis* e uma *Candida albicans*, tendo sido iniciada terapêutica intravenosa com piperacilina/tazobactam e fluconazol durante 21 dias.

[rd]No 3º mês de internamento, foi detectada uma trombose das veias jugulares internas esquerda e direita pelo ECG e foi tratado um derrame pleural através da drenagem do líquido pleural. Aquando da análise do líquido, foi detectado um transudado.

[st][nd][rd][th]Quatro meses depois, teve uma coleção intra-abdominal que resolveu com antibioterapia e drenagem percutânea, e uma bacteriemia por ESBL também tratada com meropenem e isquémia periférica digital que levou à amputação das falanges distais (1 , 2 , 3 e 4).

Ao fim de cinco meses, a evolução clínica era tão boa que o doente pôde sair do hospital com estabilidade hemodinâmica. Provavelmente devido à fragilidade das operações e aos cuidados intensivos prestados, o doente faleceu alguns meses mais tarde em casa.

Capítulo 3 Discussão

[2]A pancreatite aguda é conhecida por ser fatal, com uma taxa de mortalidade de quase 10% se a doença grave não for diagnosticada. Mais de 80% de todos os doentes com pancreatite aguda recuperam rapidamente sem desenvolver uma pancreatite grave. [10]Nos doentes com pancreatite mais grave, o internamento numa unidade de cuidados intensivos (UCI) está indicado devido à gravidade das suas comorbilidades, à falência precoce do sistema de órgãos ou à perda significativa de líquidos na terceira sala. A mortalidade deve-se geralmente à falência progressiva de vários órgãos ou a infecções adquiridas no hospital, como a infeção das colecções de fluido pancreático ou a necrose pancreática. [24]O diagnóstico atempado é crucial para o tratamento eficaz da pancreatite aguda, e a determinação precoce da gravidade da pancreatite aguda é fundamental para uma gestão clínica eficaz e para a melhoria do prognóstico. [19]É provável que a menor proporção de doentes com pancreatite aguda encaminhados para a UCI seja o resultado de um menor número de encaminhamentos para instalações terciárias, provavelmente devido à maior capacidade/experiência de outros hospitais regionais no tratamento de doentes com pancreatite aguda grave e crítica, tal como demonstrado pelos dados de Russell .

Para além do choque periférico, que é mais comum na pancreatite aguda, o doente desenvolveu choque cardiogénico/hipovolémico. O choque cardiogénico é uma complicação rara da pancreatite crítica. Nestes doentes, a nor-epinefrina deve ser a primeira escolha. Apesar dos efeitos positivos sobre a hemodinâmica, não há vantagens para o prognóstico. Em consequência do aumento do consumo de oxigénio pelo miocárdio e do facto de os vasoconstritores poderem prejudicar a microcirculação, bem como a perfusão dos tecidos pelas catecolaminas, a sua utilização deve ser limitada à menor duração e dose possíveis. O tratamento da pancreatite crítica pode ser controverso e devemos escolher racionalmente a melhor solução. Devemos também prestar mais atenção à instabilidade clínica.

Apesar de vários casos de pancreatite aguda levarem à falência de múltiplos órgãos, este relato de caso é uma indicação da possibilidade de pancreatite aguda crítica associada a choque cardiogénico. Também aponta para a disponibilidade de exames de imagem para detetar uma doença muito crítica. Inicialmente, o doente não apresentava um quadro típico de pancreatite aguda. O diagnóstico da pancreatite é, em grande parte, um diagnóstico clínico baseado nos sinais e sintomas físicos e nos níveis séricos das enzimas pancreáticas. No entanto, a radiologia desempenha um papel importante na confirmação do diagnóstico, na avaliação da gravidade e no reconhecimento e tratamento das complicações da pancreatite aguda.

Anatomia e fisiologia

[9]O pâncreas é um órgão secretor com <u>funções endócrinas e exócrinas</u>. A unidade funcional mais importante é a **célula acinar**. Os produtos exócrinos das células acinares são secretados num sistema tubular que se une para formar o ducto pancreático principal de Wirsung. Este ducto geralmente une-se ao ducto biliar comum para formar a ampola de Vater. A ampola abre-se no duodeno e é rodeada pelo esfíncter de Oddi. Um ducto pancreático acessório, que se abre separadamente no duodeno, é um achado variável. [9]O pâncreas segrega diariamente cerca de 1500 ml de sumo pancreático, uma mistura alcalina de electrólitos e enzimas proteolíticas digestivas (ver Figura 3), como disse Simon .

Figure 3: Diagrama que mostra a influência dos ácidos gordos de cadeia longa e do ácido gástrico nas enzimas e na produção de

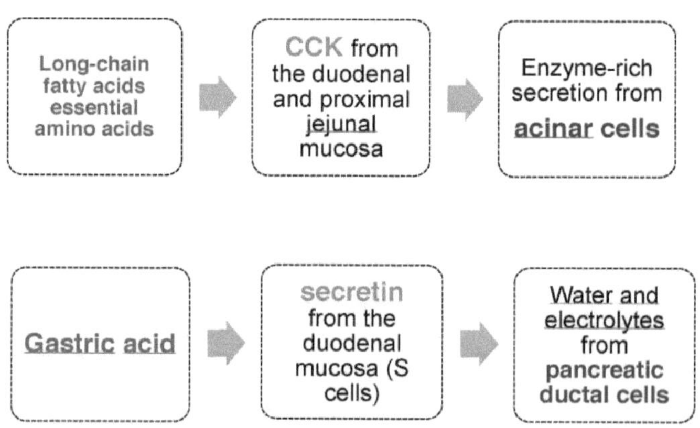

água e electrólitos.

Fisiopatologia

[17]Os mecanismos exactos envolvidos na fisiopatologia da pancreatite aguda estão longe de ser claros. [21]Vários estudos demonstraram que a pancreatite aguda é uma inflamação desencadeada por uma perturbação do controlo das enzimas digestivas pancreáticas pelas células acinares do pâncreas.

[21]As enzimas digestivas sintetizadas nas células acinares pancreáticas são normalmente mantidas numa forma inativa (ou seja, como zimogéneos, como o tripsinogénio) nas células acinares e nos ductos de drenagem e só são convertidas numa forma ativa (como a tripsina) pela enteroquinase ou pela própria tripsina à entrada no lúmen intestinal . [23][21]Por conseguinte, os factores que provocam a ativação prematura das enzimas inactivas nas células acinares podem levar à **auto-digestão das células acinares** e, consequentemente, a acontecimentos que provocam uma inflamação pancreática persistente .

[30][17]A caraterística fisiopatológica da pancreatite aguda é a **ativação prematura da tripsina**, proposta pela primeira vez por Chiari em 1896, que provoca uma inflamação maciça do pâncreas através da produção excessiva sistémica de mediadores inflamatórios e pode conduzir a **disfunções orgânicas à distância**. [21]Esta visão "centrada na ativação enzimática" da patogénese da pancreatite é fortemente apoiada por estudos de defeitos genéticos em humanos que predispõem ao desenvolvimento de pancreatite. [17,23][17,23][17,17]No entanto, Singh e Kumar demonstraram que outros mecanismos, como o stress oxidativo e endoplasmático, a deficiência da autofagia e a disfunção mitocondrial, também desempenham um papel na lesão das células acinares (por exemplo, ativação do zimogénio). Por exemplo, a variabilidade das respostas imunitárias pode ser um fator decisivo na gravidade da pancreatite aguda.

Por outro lado, a **síndrome de falência múltipla de órgãos (MODS)** neste caso específico pode ser causada por vários eventos. As perturbações da microcirculação que conduzem à insuficiência circulatória e à disfunção renal, a coagulopatia (por exemplo, o nível elevado de D-dímero na admissão demonstrou prever o desenvolvimento de falência de órgãos), a translocação bacteriana e a infeção secundária também promovem a disfunção de múltiplos órgãos. A perturbação da barreira intestinal pode aumentar a permeabilidade intestinal. Outra razão para a infeção é um estado de imunossupressão relativa devido a uma síndrome de resposta anti-inflamatória compensatória, e a influência do tecido adiposo também é importante. [1717]O próprio tecido adiposo actua como um órgão endócrino e liberta muitas citocinas pró-inflamatórias, como a IL-6, a IL-1p e o TNF-a, bem como adipocinas como a adiponectina e a leptina, como demonstraram Singh e Kumar.

A etiologia

[26]**O álcool** e os **cálculos nas vias biliares são** as causas mais comuns de pancreatite aguda. [18]As infecções, os medicamentos, a hiperlipidemia e os traumatismos são causas menos frequentes (ver Quadro 3). [18]A maioria dos casos de pancreatite é ligeira e auto-limitada, com dor abdominal moderada e enzimas pancreáticas elevadas.

ETIOLOGIES	
Mechanical	Gallstones, sludge, pancreatic mass, ampullary stenosis or mass, duodenal stricture or obstruction
Toxic	Alcohol, methanol, steroids/ drugs, scorpion venom

Metabolic	Hyperlipidemia, hypertriglyceridemia, hypercalcemia
Trauma	Blunt or penetrating, ERCP, abdominal surgery
Infection	Viral (mumps), parasitic, bacterial
Vascular	Ischemia, embolism, vasculitis
Congenital	Pancreas *divisum*
Genetic	CFTR mutation
Miscellaneous	Autoimmune, renal transplant, alpha-1-anti-trypsin deficiency

Table 4:   Etiologias da pancreatite.

A passagem de um **cálculo biliar** através da ampola de Vater com obstrução transitória do ducto pancreático é o evento que desencadeia a pancreatite por cálculo biliar. [2]Apenas cerca de 5 % de todos os doentes com cálculos biliares desenvolvem pancreatite e os doentes com cálculos biliares mais pequenos (<5 mm) têm o risco mais elevado.

Normalmente, são necessários mais de 5 anos de **consumo de álcool** para que a pancreatite se desenvolva, mas a maioria das pessoas com esse consumo não desenvolve pancreatite. Foram sugeridos vários co-factores, incluindo uma dieta rica em gordura, variabilidade genética nas enzimas de desintoxicação e tabagismo. [2]O mecanismo da lesão pancreática induzida pelo álcool deve-se provavelmente a uma mistura de toxicidade direta, stress oxidativo e alterações na secreção de enzimas pancreáticas.

A pancreatite induzida por medicamentos é um acontecimento raro e geralmente idiossincrático. 6- A mercaptopurina e a azatioprina, a didanosina, a pentamidina, o ácido valpróico, a furosemida, as sulfonamidas e os aminosalicilatos podem causar pancreatite aguda. [2]**Toxinas** como o álcool metílico, os insecticidas organofosforados e o veneno de certos escorpiões podem causar pancreatite aguda .

Níveis séricos de triglicéridos superiores a 500 mg/dL e geralmente superiores a 1000 mg/dL podem causar pancreatite aguda, mas o mecanismo não é conhecido. A pancreatite hiperlipidémica pode ser causada pela administração de estrogénios. [2]**A hipercalcémia** é uma causa rara de pancreatite aguda.

[2]**A lesão iatrogénica** do pâncreas e do ducto pancreático durante a colangiopancreatografia retrógrada endoscópica (CPRE) é uma causa comum de pancreatite, com um risco que varia entre menos de 5%, no caso de cálculos simples no ducto biliar comum ou de malignidade, e 20%, no caso de suspeita de disfunção do esfíncter de Oddi. [1]O risco de pancreatite pós-PCR é significativamente reduzido pela colocação de stents temporários de pequeno calibre no ducto pancreático.

[2]A pancreatite pode ser causada por traumatismos **penetrantes e contundentes, que vão** desde contusões a contusões graves e até ao corte da glândula.

Para além dos cálculos biliares e da microlitíase, a obstrução do ducto pancreático por um **adenocarcinoma** do ducto pancreático, um adenoma ou carcinoma ampular ou uma neoplasia mucinosa papilar intraductal pode causar pancreatite aguda. [2]O diagnóstico é geralmente efectuado através de ecografia endoscópica (EUS).

[2]**O pâncreas** *divisum*, no qual o pâncreas dorsal maior é drenado através da papila menor, também pode causar pancreatite por obstrução do ducto pancreático e deve ser considerado em doentes com episódios recorrentes de pancreatite aguda inexplicada.

O Ascaris lumbricoides pode causar pancreatite ao obstruir o ducto pancreático quando os vermes migram através da ampola. Os vírus que podem infetar diretamente as células acinares pancreáticas incluem o citomegalovírus, o vírus Coxsackie B e o vírus da papeira. As infecções fúngicas do pâncreas são extremamente raras, mas podem ocorrer no contexto da imunossupressão. [2]A pancreatite autoimune, que pode ser sistémica, afecta as glândulas salivares, o retroperitoneu, as vias biliares e os rins.

As mutações no gene do tripsinogénio catiónico (*PRSS1*), que foram identificadas em famílias com pancreatite hereditária, ocorrem mais frequentemente em ligação com a pancreatite crónica, mas raramente podem ser observadas na pancreatite aguda. [2]As mutações no **regulador de condutância da fibrose cística (*CFTR*)** e no **inibidor da serina protease Kazal tipo 1 (*SPINK1*)** predispõem à pancreatite, mas não causam pancreatite na ausência de outras provocações.

Dos 25% de doentes em que não é possível identificar uma causa após um exame inicial básico, o consumo secreto de álcool e a microlitíase são provavelmente as causas mais comuns. [2]Com investigações e testes adicionais, apenas cerca de 10% dos doentes acabam por ser diagnosticados com pancreatite idiopática.

Sinais e sintomas

A dor abdominal, as náuseas e os vómitos são os sintomas característicos da pancreatite aguda.

[9,16]**A dor epigástrica**, que se irradia para as costas e os flancos, atinge a sua intensidade máxima após 30 a 60 minutos e dura dias. [1,2]Estes sintomas característicos podem ser mascarados em doentes com delírio, falência de múltiplos órgãos ou coma.

São comuns **febre ligeira, taquicardia** e **hipotensão. O choque não** é invulgar e pode resultar de hipovolémia devido à exsudação de sangue e proteínas plasmáticas para o espaço retroperitoneal; o aumento da formação e libertação de péptidos de cininas leva à vasodilatação e ao aumento da permeabilidade vascular, bem como aos efeitos sistémicos das enzimas proteolíticas e lipolíticas libertadas na circulação. [1]**A iterícia ocorre** apenas raramente.

Quando ocorre, deve-se geralmente a um edema da cabeça do pâncreas com compressão da parte intrapancreática do ducto biliar comum ou à passagem de um cálculo biliar ou de uma lama biliar. Raramente, podem ocorrer **nódulos cutâneos eritematosos** devido a necrose da gordura subcutânea. [1]**Os achados pulmonares,** incluindo estertores basilares, atelectasia e derrame pleural, este último mais frequentemente do lado esquerdo, são encontrados em 10-20% dos doentes.

[1]**A sensibilidade abdominal e a rigidez muscular** estão presentes em graus variáveis. **Os ruídos intestinais** estão normalmente diminuídos ou ausentes. [1]**Um pâncreas aumentado** devido a acumulação aguda de líquido, necrose da parede ou pseudocisto pode ser palpável na parte superior do abdómen mais tarde no decurso da doença (ou seja, após 4-6 semanas). [1,29]Pode ocorrer uma ligeira descoloração azulada à volta do umbigo (**sinal de Cullen**) devido a hemoperitoneu, e uma descoloração azul-vermelho-púrpura ou verde-castanha dos flancos (**sinal de Turner**) reflecte o catabolismo tecidular da hemoglobina na pancreatite necrosante grave com hemorragia (ver Figura 4), mas nem sempre são observadas.

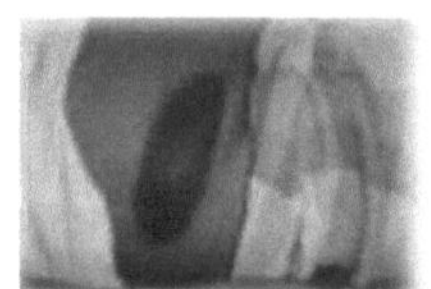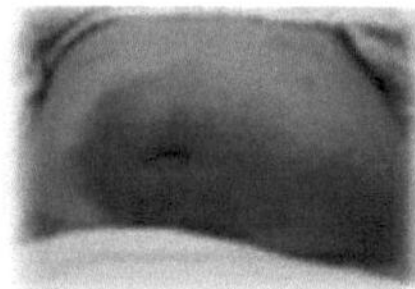

Figure 4: Sinais de Culen e Turner. Fonte: www.printerest.com/amp/pin/361765782541885400/.

Diagnóstico

O diagnóstico é feito com base em dois dos seguintes critérios: **dor abdominal típica no epigástrio que pode irradiar para as costas**, uma **elevação de três vezes ou mais da lipase e/ou amilase séricas** e **achados confirmatórios na imagiologia transversal do abdómen**[1,16]

Exames laboratoriais e imagiológicos

[25]Para além da amilase e da lipase séricas, devem ser determinadas na admissão as seguintes variáveis: hemograma completo sem diferencial, concentrações de electrólitos, azoto ureico no sangue (BUN), creatinina, transaminase glutamato pirúvica sérica, transaminase glutamato oxálica sérica, fosfatase alcalina e glicose no sangue, estado da coagulação e albumina total . [25]**A gasimetria arterial** é geralmente indicada se a saturação de oxigénio for inferior a 95% ou se o doente for taquipneico. [25]A frequência de repetição dos exames depende da evolução clínica.

Os valores séricos de amilase e lipase três vezes ou mais acima do valor normal confirmam o diagnóstico se a perfuração intestinal, a isquémia e o enfarte tiverem sido excluídos. A lipase sérica é o teste preferido. No entanto, deve notar-se que não existe correlação entre a gravidade da pancreatite e a extensão das elevações da lipase e da amilase no soro. [9]Mesmo que os sinais de amilase pancreática total persistam, os níveis séricos de amilase tendem a regressar ao normal após 3-7 dias, uma vez que é excretada pelos rins e tem uma semi-vida sérica de aproximadamente 2 horas. Os níveis de isoamilase e lipase pancreáticas podem permanecer elevados durante 7-14 dias. [1,2]É de salientar que a elevação dos níveis de amilase no soro e na urina ocorre em muitas outras situações para além da pancreatite. [9]A amilase sérica é utilizada mais frequentemente na prática clínica.

É importante salientar que os doentes com **acidemia** (pH arterial <7,32) podem ter uma falsa elevação da amilase sérica. Este facto explica porque é que os doentes com cetoacidose diabética podem ter elevações acentuadas da amilase sérica sem outros sinais de pancreatite aguda. A atividade da lipase sérica aumenta em paralelo com a atividade da amilase e é mais específica do que esta última. [1]A medição da lipase sérica pode ser útil para diferenciar uma causa pancreática ou não pancreática de hiperamilasemia. [1]A hiperglicemia é frequentemente uma consequência da pancreatite e pode ocorrer com a alimentação enteral; a hiperglicemia pode contribuir para uma taxa de infeção mais elevada. Na pancreatite aguda grave, os níveis de cálcio ionizado são geralmente normais, mas **a hipocalcemia é** comum devido à diminuição dos níveis de albumina sérica; não é necessário tratamento se não houver sinais de hipocalcemia, como tetania ou sinal de Chvostek. [1]**A hipertrigliceridemia** ligeira é comum, mas a hipertrigliceridemia subjacente é frequentemente a causa da pancreatite aguda quando os níveis de triglicéridos excedem 1000 mg/dL; os níveis de triglicéridos diminuem normalmente de imediato se o doente receber nil per os (NPO), mas pode ser necessária plasmaferese.

[9,25]Em resumo, podem ocorrer distúrbios metabólicos (acidemia, uremia, creatinina elevada, hipocalcemia, hipomagnesemia e hiperglicemia), distúrbios das enzimas hepáticas (transaminite e hiperbilirrubinemia) e distúrbios hematológicos (anemia, neutrofilia e coagulopatia intravascular disseminada). **A TC com contraste** é o padrão de ouro para o diagnóstico por imagem para determinar a gravidade da doença. No entanto, a precisão preditiva dos sistemas de pontuação da TC para a gravidade da pancreatite aguda é semelhante à dos sistemas de pontuação clínica. [25]Por conseguinte, não é recomendada a realização de uma TAC apenas na admissão para avaliar a gravidade da pancreatite aguda. A TAC na admissão só é indicada quando existe um dilema de diagnóstico. [16]A TC é mais útil para diferenciar um caso de pancreatite necrosante de uma pancreatite edematosa ligeira. [9]**A ecografia do trato biliar** é recomendada na avaliação inicial de todos os casos de pancreatite

aguda.

Diagnóstico diferencial

[1]O *diagnóstico diferencial* deve incluir as seguintes condições: intestino perfurado, colecistite aguda e cólica biliar, obstrução intestinal aguda, obstrução vascular mesentérica, cólica renal, enfarte do miocárdio inferior, aneurisma dissecante da aorta, doença do tecido conjuntivo com vasculite, pneumonia e cetoacidose diabética (ver Quadro 4).

Pode ser difícil diferenciar a colecistite aguda da pancreatite aguda, uma vez que pode ser observada uma elevação da amilase sérica em ambas as situações. É mais provável que a dor com origem no trato biliar seja à direita ou epigástrica do que periumbilical ou no quadrante superior esquerdo e pode ser mais grave; o íleo não está normalmente presente. A ecografia é útil para o diagnóstico de colelitíase e colecistite. A obstrução intestinal induzida mecanicamente pode ser diferenciada da pancreatite se houver uma história de dor em crescendo-decrescendo, se os achados do exame abdominal e a TC abdominal mostrarem alterações características de obstrução mecânica. A obstrução vascular mesentérica aguda é geralmente suspeitada em doentes idosos e debilitados com leucocitose ativa, distensão abdominal e diarreia sanguinolenta, que é confirmada por TC ou angiografia por ressonância magnética. A vasculite devida ao lúpus eritematoso sistémico e à poliarterite nodosa pode ser confundida com pancreatite, especialmente porque a pancreatite pode desenvolver-se como uma complicação destas doenças. A cetoacidose diabética está frequentemente associada a dor abdominal e a níveis elevados de amilase sérica total, pelo que se assemelha muito à pancreatite aguda. [1]No entanto, os níveis séricos de lipase não estão elevados na cetoacidose diabética.

Curso clínico

Em 1992, no **Simpósio de Atlanta, chegou-se** a um consenso internacional sobre a classificação da gravidade da pancreatite aguda (ligeira e grave) e sobre as definições de uma série de complicações sistémicas e locais (incluindo "falência de órgãos", "necrose pancreática", "acumulação aguda de fluidos" e "abcesso pancreático"). [15]Ao longo dos últimos 20 anos, com uma melhor compreensão da fisiopatologia da pancreatite aguda e das suas complicações, a melhoria do diagnóstico por imagem e o reconhecimento de diferentes subgrupos de doentes com diferentes evoluções e resultados clínicos, reconheceu-se que a classificação binária da gravidade da pancreatite aguda era inadequada.

[24]Recentemente, a **classificação baseada em determinantes (DBC)** da gravidade da pancreatite aguda foi sistematicamente introduzida para classificar a gravidade da pancreatite aguda em 4 categorias (ligeira, moderada, grave e crítica) com base na presença ou ausência de determinantes locais e sistémicos e na sua interação.

A *fase inicial* é caracterizada pela ativação da tripsina, aparentemente mediada por hidrolases lisossomais, como a catepsina B, que estão colocalizadas com enzimas digestivas em organelos intracelulares; acredita-se atualmente que a lesão das células acinares é o resultado da ativação da tripsina.

A *segunda fase* da pancreatite envolve a ativação, a quimio-atração e o sequestro de leucócitos e macrófagos no pâncreas, conduzindo a uma resposta inflamatória intrapancreática reforçada. Foi demonstrado que a depleção de neutrófilos induzida pela administração prévia de um soro antineutrófilo reduz a gravidade da pancreatite induzida experimentalmente. Existem também provas de que os neutrófilos podem ativar o tripsinogénio. A ativação do tripsinogénio pelas células acinares pancreáticas poderia, portanto, ser um processo em duas fases (ou seja, uma fase inicial independente dos neutrófilos e uma fase posterior dependente dos neutrófilos).

A *terceira fase* da pancreatite deve-se aos efeitos das enzimas proteolíticas activadas e das citocinas libertadas pelo pâncreas inflamado em órgãos distantes. As enzimas proteolíticas activadas, especialmente a tripsina, não só digerem o tecido pancreático e peripancreático, como também activam outras enzimas, como a elastase e a fosfolipase A2. As enzimas activas e as citocinas digerem então as membranas celulares e provocam proteólise, edema, hemorragia intersticial, danos vasculares, necrose da coagulação, necrose da gordura e necrose das células parenquimatosas. A lesão e a morte celular levam à libertação de péptidos de bradicinina, substâncias vasoactivas e histamina, que podem causar vasodilatação, aumento da permeabilidade vascular e edema com efeitos profundos em muitos órgãos. [1,2]A síndrome da resposta inflamatória sistémica (SIRS) e a síndrome do desconforto respiratório agudo (SDRA), bem como a falência de vários órgãos, podem ocorrer em resultado desta cascata de efeitos locais e distantes.

Classificação da gravidade

A falência precoce de órgãos, a falência de múltiplos sistemas de órgãos e a falência persistente ou progressiva de órgãos estão associadas a hospitalização prolongada/admissão nos cuidados intensivos. A mortalidade pode atingir os 30% em doentes com comorbilidades/complicações mais graves com necrose pancreática, infeção ou falência de órgãos. Os doentes com pancreatite aguda grave necessitam de cuidados intensivos. [18]O internamento numa unidade de cuidados intensivos consome muitos recursos e exige frequentemente uma hospitalização prolongada, com as complicações e os custos associados.

[18]A apreciação clínica, por si só, não é fiável para identificar os doentes que correm maior risco de morte e que necessitam de monitorização e apoio avançados. [5,318]As ferramentas de avaliação como os **critérios de Ranson**, o **Acute Physiological and Chronic**

Health Examination (APACHE) II, os critérios de Glasgow modificados e a classificação de Atlanta são utilizados na prática clínica em combinação com a avaliação de biomarcadores clínicos para identificar os doentes com elevado risco de pancreatite crítica . Numerosos sistemas de pontuação baseados em achados radiológicos, como o índice de gravidade da tomografia computorizada (CTSI), também identificam doentes de alto risco, embora neste estudo de caso a gravidade tenha sido indicada por uma tomografia computorizada na admissão.

[27]Wu *et al.* desenvolveram a **pontuação Bedside Index of Severity in Acute Pancreatitis** (pontuação BISAP; intervalo 0-5), que é fácil de calcular utilizando os dados disponíveis nas primeiras 24 horas. O BISAP quantifica os parâmetros associados a um risco acrescido de morte hospitalar em doentes com pancreatite aguda: [18]Azoto ureico no sangue, estado mental, presença e/ou gravidade de SIRS, idade e sinais de derrame pleural. [18]A pontuação BISAP é adequada para identificar os doentes admitidos na UCI com pancreatite aguda grave que correm um maior risco de morte. A pontuação correlaciona-se com a gravidade da doença, a extensão da necrose pancreática e a mortalidade. Por conseguinte, a facilidade de cálculo e a exatidão fazem do BISAP uma ferramenta valiosa [27].

[15]**A pontuação APACHE-II** poderia servir como uma boa ferramenta de previsão para a pancreatite crítica, mas é um sistema de pontuação complexo que inclui 18 parâmetros e tem uma utilização limitada na gestão de rotina de doentes com pancreatite aguda .

[18]**A pontuação BISAP** não é inferior à pontuação APACHE II como ferramenta de prognóstico em doentes críticos com pancreatite aguda e pode ser utilizada para triagem na admissão .

[1818]Os dados de Sundararajan indicam que a pontuação BISAP pode ser utilizada para orientar a afetação de recursos, uma vez que tem um melhor desempenho do que o APACHE II, os critérios de Ranson e a evidência de necrose por TC na discriminação entre sobreviventes e não sobreviventes de admissões na UCI com pancreatite aguda. [18]A simplicidade da pontuação BISAP é também uma grande vantagem em relação à utilização do APACHE II, que é amplamente utilizado nas UCI para prognóstico e identificação exacta de doentes com risco acrescido de morte por pancreatite aguda.

[15]Existe outro estudo, o estudo Lu Ke, que investigou a exatidão de 4 parâmetros (**pontuação APACHE-II, proteína C-reactiva [PCR], dímero D e pressão intra-abdominal [PIA]**) na previsão de pancreatite crítica no início da admissão hospitalar .

Por outro lado, a constatação de que os doentes com infeção pancreática necrótica e falência de órgãos apresentavam uma taxa de mortalidade extremamente elevada levou ao desenvolvimento do **sistema de classificação baseado em determinantes (DBC),** que acrescentou uma quarta classificação de pancreatite aguda crítica. [20]O diagnóstico de pancreatite aguda crítica baseia-se na presença de necrose pancreática e de infeção com falência de órgãos. A nova

O sistema de classificação baseou-se em factores focais e sistémicos relacionados com a gravidade da doença, facilitou a monitorização e foi útil para o tratamento atempado da pancreatite aguda.[24,18]

[18]Em resumo, o recente estudo de Sundararajan explica que a pancreatite aguda grave está associada a uma mortalidade elevada. [18]A etiologia e a comorbilidade não previram resultados desfavoráveis. Por conseguinte, a previsão exacta do desenvolvimento de pancreatite crítica é um objetivo clínico importante que pode ajudar a iniciar o tratamento adequado mais cedo e a reduzir a mortalidade.

Tratamento

[39]O tratamento médico da pancreatite aguda é relativamente simples, como diz Tang, e os objectivos da terapia de suporte devem ser semelhantes aos de outros doentes com SIRS/sepsia, de acordo com as directrizes da Surviving Sepsis Campaign.

[165]O doente é mantido **nulo per os (NPO)**, mas a principal intervenção é a ressuscitação agressiva com fluidos intravenosos (por exemplo, cristalóides, soro fisiológico normal ou semi-normal ou solução de Ringer com lactato, sendo esta última preferida porque reduz a inflamação sistémica) e pode ser medida através de medições seriadas de BUN, hematócrito e débito urinário. [3]São administrados **analgésicos** para alívio da dor e os antibióticos não são geralmente indicados. [3]Quando a anorexia e a dor do doente diminuem, deve **ser iniciada a** nutrição entérica. Os doentes podem começar com uma dieta pobre em gorduras. Devem ser utilizados **antibióticos** para qualquer pancreatite complicada por necrose pancreática infetada.

[9]As talas diafragmáticas (peritonismo, dor, acumulação de líquido peritoneal e edema dos tecidos intra-abdominais), os derrames pleurais e a lesão pulmonar aguda contribuem para a **hipoxemia e a insuficiência ventilatória** na pancreatite crítica.

Os doentes com pancreatite crítica são **hipovolémicos**, uma vez que ingerem menos fluidos (náuseas), perdem mais fluidos (vómitos e febre) e estão constantemente a perder fluidos (extravasamento) devido à fuga capilar e à hipoalbuminemia. [9]A perda de fluidos intravasculares pode ser grave e as necessidades de fluidos na fase inicial de reanimação podem ser de vários litros por dia. São frequentemente necessários fármacos para manter uma pressão de perfusão arterial adequada; no nosso departamento, o vasopressor de eleição é a norepinefrina. Nos doentes que necessitam de internamento na UCI devido a pancreatite crítica, é necessário um acesso venoso central e a gestão cardiovascular deve basear-se na **PVC**, na pressão arterial sistémica direta e na **monitorização** adicional **adequada**. Esta monitorização pode incluir a saturação de oxigénio venoso central ou venoso misto, a avaliação do débito cardíaco através da estimativa do contorno de pulso do DC ou do Doppler esofágico. [9]A insuficiência renal aguda (IRA) é comum. [9]A otimização da hidratação e da pressão de perfusão no início do processo da doença, evitando as nefrotoxinas e mantendo um bom controlo glicémico, são os meios mais eficazes para prevenir a progressão para IRA dependente de terapia de substituição renal.

A abordagem histórica do tratamento da pancreatite crítica, como já referi, implicava a recuperação total do pâncreas e do sistema gastrointestinal (GI) com a introdução de nutrição parentérica precoce. [9,31]Atualmente, sabe-se que **a nutrição entérica é** mais rentável, mais segura e está associada a um melhor resultado global. [19]Em comparação com a nutrição parentérica (NP), está associada a uma diminuição das complicações infecciosas, da falência de órgãos, das intervenções cirúrgicas e da mortalidade. A alimentação gástrica deve ser tentada numa primeira fase, mas falha frequentemente devido à obstrução duodenal ou à obstrução pela massa inflamatória. Se a alimentação gástrica falhar, recomenda-se a alimentação jejunal.

No entanto, o íleo paralítico é comum na pancreatite crítica e recomenda-se a administração de NP se a alimentação enteral falhar após 5-7 dias; deve ser considerada a NP enriquecida com glutamina. [9]Todos os doentes devem receber profilaxia da úlcera de stress.

Alguns estudos sugerem que a administração de **antibióticos profilácticos reduz** o risco de infeção por necrose pancreática. No entanto, a profilaxia antibiótica cega de rotina pode aumentar a incidência de infecções por bactérias ou fungos resistentes, pelo que não é recomendada. Uma abordagem mais racional é administrar antibióticos se houver suspeita ou confirmação de necrose pancreática infetada, ou se houver evidência de sépsis sistémica ou falência de órgãos, tendo em conta que muitos dos sinais da resposta inflamatória (taquicardia, taquipneia, febre e leucocitose) são também sugestivos de sépsis. Simultaneamente, devem ser efectuadas tentativas vigorosas para identificar os organismos causadores, incluindo, se necessário, a aspiração de tecido pancreático ou peripancreático guiada por radiologia. [9]A maioria das infecções na pancreatite crítica é causada por organismos Gram-negativos introduzidos a partir do trato gastrointestinal; aproximadamente 25% são infecções polimicrobianas.

[10]Os carbipenemes, **o imipenem e o meropenem,** têm um bom espetro alargado para os organismos patogénicos prováveis e uma excelente penetrância pancreática. Outros agentes com uma penetração pancreática adequada são a ofloxacilina e as cefalosporinas de terceira geração. Os aminoglicosídeos têm uma penetração pancreática fraca, pelo que são de pouca utilidade. [9]A terapêutica antifúngica também pode ser considerada.

A utilização de **inibidores da protease sistémicos** (por exemplo, aprotonina) na pancreatite crítica foi largamente abandonada depois de ensaios controlados e aleatórios não terem demonstrado qualquer melhoria na morbilidade ou mortalidade. A infusão selectiva de inibidores da protease no truncus ceoliacus arterial está atualmente a ser investigada.

[25]**A suplementação com glutamina tem sido** discutida em doentes com pancreatite aguda crítica que conduz ao catabolismo.

[15]Os dados actuais sugerem que o tratamento precoce da pancreatite aguda grave com **lavagem peritoneal contínua** pode também melhorar a sobrevivência e deve ser considerado como uma alternativa de tratamento promissora.

Complicações/gestão de complicações

[3]No espaço de horas a dias, podem ser observadas várias complicações, como choque, insuficiência pulmonar, insuficiência renal, hemorragia gastrointestinal ou falência de vários órgãos.

[1,25]**A pancreatite necrosante aguda é** uma inflamação associada à necrose do parênquima pancreático ou do pâncreas (ver Figura 5). [1]A necrose infetada pode ser tratada com antibioterapia profiláctica, coloração de Gram e cultura, desbridamento cirúrgico e drenagem, se necessário. [20]A ressecção cirúrgica da necrose pancreática pode ser efectuada por via aberta, laparoscópica ou por necrosectomia

faseada (lavagem contínua aberta ou fechada).

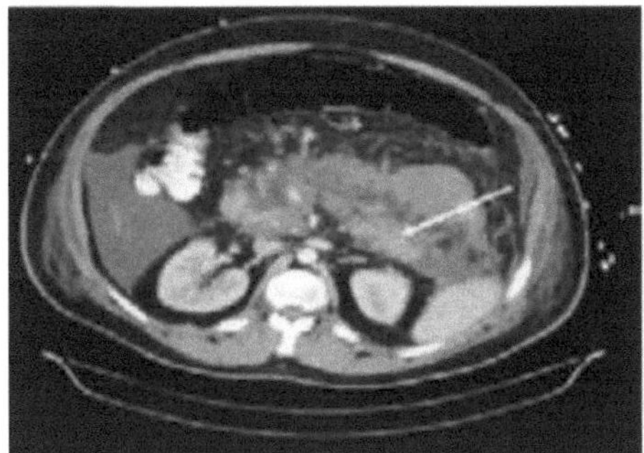

Figura 5: Pancreatite necrosante aguda. [th]Fonte: Kasper DL, Fauci AS, Hauser S, Longo DL, Jameson JL, Loscalzo J. 19 Edition, Harrison's Manual of Medicine. *Mc Gaw Hill Education*. 2016. 2095.

[25]Outra complicação comum é a **acumulação aguda de líquido, que** é o líquido peripancreático associado à pancreatite edematosa intersticial. Não existe uma parede definida que encapsule a coleção. [251]Adjacente ao pâncreas (sem extensão intrapancreática), sem necrose peripancreática observada nas primeiras quatro semanas (Figura 6).

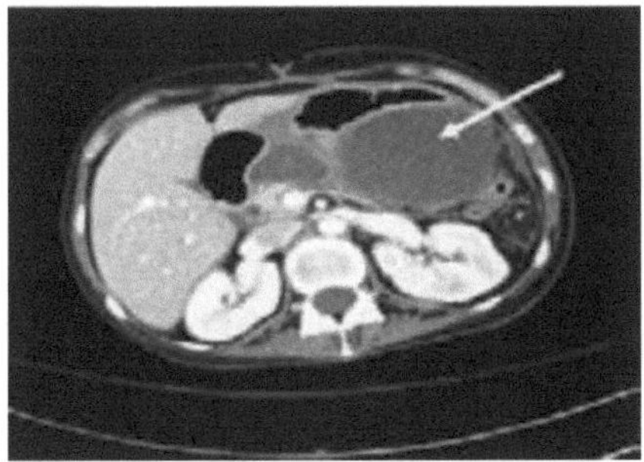

Figura 6: Coleção aguda de fluidos. [th]Fonte: Kasper DL, Fauci AS,

Hauser S, Longo DL, Jameson JL, Loscalzo J. 19 Edition, Harrison's Manual of Medicine. *Mc Gaw Hill Education*. 2016. 2095.

Menos de 10% dos doentes apresentam colecções de líquido persistentes após 6 semanas. [13]A Classificação de Atlanta da Pancreatite Aguda, publicada em 2013, define um **pseudocisto pancreático** como "uma coleção de líquido encapsulada com uma parede inflamatória bem definida, geralmente localizada fora do pâncreas, com necrose mínima ou inexistente".
[25]Os pseudoquistos (Figura 7) são geralmente bem circunscritos, redondos ou ovais. [1]Densidade homogénea do líquido. [25]A maturação ocorre geralmente >4 semanas após o início da pancreatite aguda; ocorre após pancreatite intersticial edematosa. [25]Os pseudoquistos sintomáticos podem ser descomprimidos com sucesso por cistogastrostomia endoscópica sob orientação de ultra-sons endoscópicos.

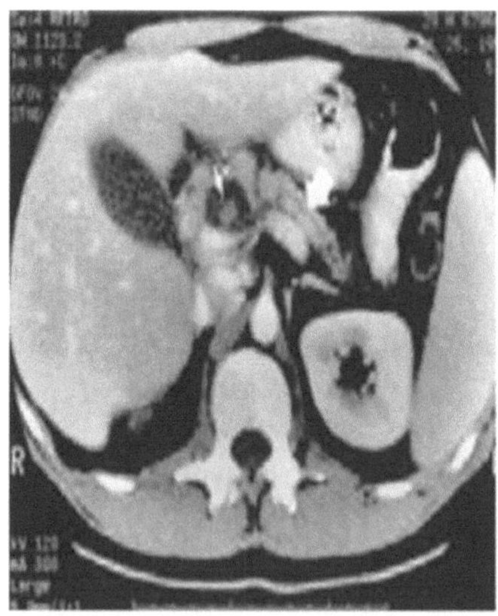

Figura 7: Pseudoquista. [th]Fonte: Kasper DL, Fauci AS, Hauser S, Longo DL, Jameson JL, Loscalzo J. 19 Edition, Harrison's Manual of

Medicine.

Mc Gaw Hill Education. 2016. 2095.

[1]**A necrose murada é** uma coleção madura com uma parede inflamatória bem definida (Figura 8), heterogénea com densidade fluida e não fluida, com diferentes localizações (algumas podem parecer homogéneas). Localiza-se intra- e/ou extrapancreaticamente. [25]A maturação ocorre normalmente 4 semanas após o início da pancreatite aguda necrosante. Nos doentes com necrose murada, o médico só deve intervir se surgirem sintomas que possam ser atribuídos à acumulação (dor abdominal persistente, anorexia, náuseas ou vómitos devido a obstrução mecânica ou infeção secundária). Neste caso, a necrosectomia endoscópica direta é possível em mãos experientes.

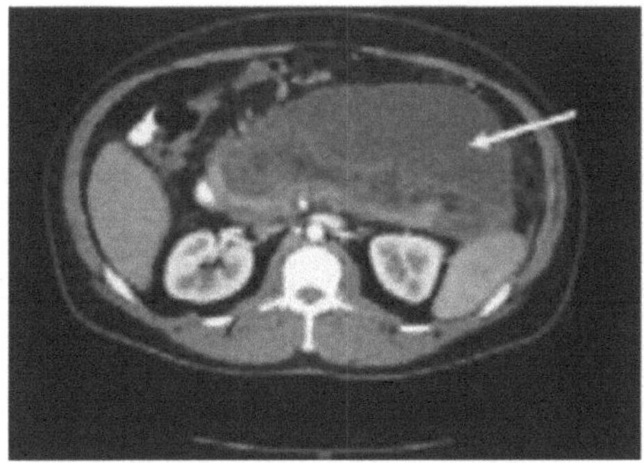

Figura 8: Necrose pancreática murada. [th]Fonte: Kasper DL, Fauci AS, Hauser S, Longo DL, Jameson JL, Loscalzo J. 19 Edition, Harrison's Manual of Medicine. *Mc Gaw Hill Education*. 2016. 2095.

Existem também **complicações perivasculares** como a trombose da veia esplénica com varizes gástricas e pseudoaneurismas. [25]O risco de hemorragia das varizes gástricas é inferior a 5% e a esplenectomia não é recomendada. Os pseudo-aneurismas são raros, mas conduzem a complicações graves em 4-10% dos casos.

[25]A angiografia mesentérica com embolização arterial transcateter é o tratamento de primeira escolha.

[25]Por último, temos **as infecções extrapancreáticas**, como as infecções da corrente sanguínea, a pneumonia e as infecções do trato urinário, que podem ocorrer precocemente em até 24% dos doentes com pancreatite aguda e podem duplicar a mortalidade. [1,2]Nestes casos, a monitorização contínua para detetar o desenvolvimento de pneumonia, infeção do trato urinário e infeção do trato urinário, a cultura da urina, a monitorização das radiografias do tórax e a mudança de rotina dos tractos intravenosos podem ser o tratamento presuntivo. Se houver suspeita de septicemia, é sensato iniciar o tratamento com antibióticos e aguardar os resultados da hemocultura. [25]Se os resultados da cultura forem negativos, os antibióticos devem ser interrompidos para reduzir o risco de fungemia ou de infeção por Clostridium difficile .

Tratamento cirúrgico

Foram efectuadas várias operações neste doente. No entanto, a cirurgia precoce (12 semanas) está associada a uma taxa de mortalidade muito elevada.

Em primeiro lugar, a pancreatite necrosante está frequentemente associada a uma insuficiência transitória ou persistente de um ou vários órgãos, que pode exigir o internamento na unidade de cuidados intensivos (UCI), a realização repetida de exames imagiológicos, em especial se o tecido necrótico for infetado, e a drenagem ou desbridamento percutâneo, endoscópico ou cirúrgico repetidos. Esta situação está associada a custos de saúde significativos. [20]Embora os recentes avanços no tratamento, nomeadamente as abordagens "step-up" menos invasivas, tenham afastado os cirurgiões do tratamento precoce e amplamente utilizado

.

A necrose desenvolve-se em cerca de 50 % dos casos de pancreatite crítica. Em cerca de 50% destes casos, um pâncreas necrótico torna-se infetado na terceira ou quarta semana. Sem **desbridamento,** a morte por pancreatite necrótica infetada **é** quase inevitável. A mortalidade por pancreatite crítica necrótica infetada com falência de múltiplos órgãos foi reduzida para 20% em alguns centros através de intervenção cirúrgica. Por conseguinte, **a necrosectomia** deve ser adiada até à 3ª ou 4ª semana, a fim de criar condições cirúrgicas óptimas, ou seja, permitir um único procedimento com uma boa demarcação do tecido necrótico e uma preservação óptima do pâncreas. Após a necrosectomia, são necessárias medidas para a remoção contínua dos detritos retroperitoneais: laparotomias repetidas e irrigação planeadas, irrigação contínua fechada do saco menor e do retroperitoneu, criação de uma laparostomia ou acondicionamento fechado. Em doentes com pancreatite crítica submetidos a cirurgia intra-abdominal, deve ser considerada uma **colecistectomia em simultâneo**, mesmo que os cálculos biliares não sejam obviamente a causa. [9]Em contrapartida, a necrose estéril tem uma mortalidade muito menor e existe um consenso de que deve ser tratada de forma conservadora e não drenada por rotina.

[9]Em doentes com insuficiência respiratória grave e síndrome do compartimento abdominal, uma **laparotomia descompressiva** pode ser benéfica, mas tal deve ser cuidadosamente ponderado entre as equipas de cuidados intensivos e cirúrgicas, como aconteceu neste doente.

Em casos de **iterícia obstrutiva** ou **colangite aguda** (como neste doente), está indicada a realização de colangiopancreatografia retrógrada endoscópica (CPRE) com ou sem esfincterotomia endoscópica (EE) nas 72 horas seguintes ao início dos sintomas. A CPRE/ES também deve ser considerada se houver testes de função hepática persistentemente anormais (ALT sérica >150 UI/L) ou um ducto biliar comum dilatado na imagiologia. [9]Na investigação da Simon, apenas 50% dos doentes com pancreatite por cálculos biliares apresentam uma ALT elevada. Na pancreatite biliar ligeira, recomenda-se a **colecistectomia laparoscópica** com colangiografia intra-operatória durante o mesmo internamento. [9]Nas fases iniciais da pancreatite grave, a colecistectomia isolada não é aconselhável, uma vez que a taxa de mortalidade é muito elevada.

[19]Além disso, no ensaio controlado e aleatório PANTER (PAncreatitis, Necrosectomy versus sTEp up appRoach) de Singh , optou-se por uma abordagem por etapas (drenagem endoscópica ou percutânea seguida de necrosectomia minimamente invasiva (MIN), se necessário) em vez de necrosectomia aberta para colecções de fluidos infectados e necrose da parede. A razão para tal é controlar a infeção através da drenagem em vez de conseguir um desbridamento completo, o que pode adiar uma cirurgia de grande envergadura num doente já doente. Isto atrasa uma cirurgia de grande envergadura num doente já debilitado, o que está <u>associado a menos falências de novos órgãos e a menos complicações graves e mortes</u>. A diminuição significativa das taxas de necrosectomias cirúrgicas abertas neste estudo foi associada ao aumento da utilização de drenos percutâneos e à introdução do MIN. O número de doentes que inicialmente foram submetidos a um procedimento menos invasivo e que mais tarde necessitaram de um procedimento aberto é superior ao número de doentes tratados no estudo "step-up" do ensaio PANTER. [19]Mais recentemente, alguns doentes não necessitaram de internamento na UCI devido à <u>utilização atempada e mais eficaz da drenagem percutânea,</u> o que exigirá mais estudos.

Capítulo 4 Conclusões

A pancreatite aguda é uma doença potencialmente grave (afinal, cerca de 75% dos casos são ligeiros), mas nunca é demais encorajar a admissão precoce na unidade de cuidados intensivos se houver suspeita de deterioração. [2]A taxa de mortalidade é de quase 10% se a doença grave não for diagnosticada. [3]Nos doentes com pancreatite grave, o internamento numa unidade de cuidados intensivos (UCI) é adequado devido à gravidade das suas comorbilidades, à falência precoce do sistema de órgãos ou à perda significativa de fluidos no terceiro quarto. [2]Podem desenvolver-se várias complicações no espaço de horas a dias. Nestes casos, a mortalidade pode atingir 30% em doentes com comorbilidades mais graves/necrose pancreática, infeção ou falência de órgãos.[20]A pancreatite aguda crítica necrosante, como a que ocorreu neste doente, está muitas vezes associada a uma insuficiência transitória ou persistente de um ou vários órgãos, que pode exigir o internamento na UCI; exames imagiológicos repetidos, especialmente se o tecido necrótico ficar infetado, e drenagem ou desbridamento percutâneo, endoscópico ou cirúrgico repetidos.[3]A reanimação adequada com fluidos é o tratamento mais importante e pode ser medida através de medições seriadas de BUN, hematócrito e débito urinário. Para além do choque periférico, que é mais comum na pancreatite aguda, o doente desenvolveu choque cardiogénico. O choque cardiogénico é uma complicação rara da pancreatite crítica. A noradrenalina deve ser a primeira escolha nestes doentes. Apesar dos efeitos positivos na hemodinâmica, não tem influência no prognóstico. Devido ao aumento do consumo de oxigénio pelo miocárdio e ao facto de os vasoconstritores poderem prejudicar a microcirculação e a perfusão dos tecidos através das catecolaminas, a sua utilização deve ser limitada à menor duração possível e à menor dose possível. O tratamento da pancreatite crítica pode ser controverso e devemos escolher racionalmente a melhor solução. Apesar de vários casos de pancreatite aguda levarem à falência de múltiplos órgãos, este relato de caso é uma indicação da possibilidade de pancreatite aguda crítica associada a choque cardiogénico. O relato de caso aponta para a possibilidade de pancreatite aguda crítica associada a choque cardiogénico, bem como para a disponibilidade de exames de imagem para detetar uma doença muito crítica. Inicialmente, o doente não apresentava um quadro típico de pancreatite aguda. O diagnóstico da pancreatite é, em grande parte, um diagnóstico clínico baseado nos sinais e sintomas físicos e nos níveis séricos das enzimas pancreáticas. [4,8]No entanto, a radiologia desempenha um papel importante na confirmação do diagnóstico, na avaliação da gravidade e no reconhecimento e tratamento das complicações da pancreatite aguda. Em suma, os objectivos do tratamento médico são a prestação de cuidados de suporte agressivos, a redução da inflamação, a limitação da infeção ou superinfeção e o reconhecimento e tratamento das complicações.

[22]Os factores de risco epidemiológicos para o desenvolvimento de disfunção orgânica em indivíduos com pancreatite aguda são atualmente desconhecidos. Este conhecimento é importante e útil para identificar os doentes de alto risco através de uma melhor estratificação da gravidade da doença, influenciando as decisões de tratamento, o planeamento dos cuidados de saúde, a atribuição de recursos e a conceção de estudos. [22]Por conseguinte, é necessário compreender e identificar os factores de risco para o desenvolvimento de pancreatite aguda-MODS com base em informações laboratoriais e clínicas, numa fase inicial e no momento da hospitalização aguda.

Reconhecimento

Este artigo foi apoiado pelo Hospital de Cascais, Portugal. Tive os contributos de: ·Dr.ª Ana Filipa Carvalho Dr.ª Fernanda Louro e Dr. Armindo Ramos.

Referências

1. [th]Kasper DL, Fauci AS, Hauser S, Longo DL, Jameson JL, Loscalzo J. 19 Edition, Harrison's Manual of Medicine. *Mc Gaw Hill Education*. 2016. 2086-100.

2. Godman L, Schafer Al. [th]24 edição. Goldman's Cecil Medicine. *Elsevier Saunders*. 2012. 937-44.

3. Tang J, Johnathon M. Tratamento e gestão da pancreatite aguda. *Medscape*. 2017 Feb (online).

4. Hasibeder WR1, Torgersen C, Rieger M, Dunser M. Critical care of the patient with acute pancreatitis. *Anaesthesia and Intensive Care Medicine (Anestesia e Medicina Intensiva)*. 2009. 37:190-206.

5. Banks PA, Bollen TL, Dervenis C, *et al*. Classificação da pancreatite aguda: revisão da classificação de Atlanta e definições por consenso internacional. *Gut*. 2013 Jan. 62:102-11.

6. Wu BU, Hwang JQ, Gardner TH, et al. A solução de Ringer Lactado reduz a inflamação sistémica em comparação com a solução salina em doentes com pancreatite aguda. *Clin Gastroenterol Hepatol*. 2011 Ago. 9:710-7.e1.

7. Balthasar EJ. Staging of acute pancreatitis. *Radiol Clin North Am*. 2002 Dec. 40:1199-209.

8. Tenner S, Baillie J, DeWitt J, Vege SS. Directrizes do American College of Gastroenterology: gestão da pancreatite aguda. *Am J* Gastroenterol. 2013 Sep 108:1400-15; 1416.

9. Simon PY, Jonathan PT. Pancreatite aguda grave. *Treinamento avançado em anestesia, cuidados críticos e dor*. 2008 Aug 8:125-8.

10. Nathens AB, Curtis JR, Beale RJ. Management of the critically ill patient with severe acute pancreatitis. *Crit Care Med*. 2004. 32: 2524-36.

11. Matull WR, Pereira SP, O'Donohue JW. Marcadores bioquímicos da pancreatite aguda. *J Clin Pathol*. 2006. 59: 340-4.

12. Murray MJ, Coursin DB. Síndrome de disfunção de múltiplos órgãos. *Yale Jornal of Biology and Medicine*.1993 Dec. 66:501-510.

13. Alhassan S, Umar S, Lega M. Um dos maiores pseudocistos pancreáticos da literatura: relato de um caso. *Cureus*. 2017 Jul 9: e1493.

14. Lu K, Zhi-hui T, Wei-gin L, Conye W, Ning L *et al*. Predictors of Critical Acute Pancreatitis: A

Prospective Cohort Study. *Medicina (Baltimore)*. 2014 Nov 93: e108.

15. Zhiqiang L, Chunhui X, Li Z, Yingang Z, MS, Zizhuo L, Fang Q. Peritoneal Lavage for Severe Acute Pancreatitis: a meta-analysis and systematic review. *Pancreas Journal*. 2016 julho. 45:806-13.

16. Srinivasan G, Venkatakrishnan L, Sambandam S, Singh G, Kaur M, *et al*. Conceitos actuais na gestão da pancreatite aguda *J Family Med Prim Care*. 2016 Dec; 5: 752-758.

17. Singh P, Kumar PG. Mecanismos fisiopatológicos na pancreatite aguda: compreensão atual. *Indian J Gastroenterol* .2016 maio. 35:153-66.

18. Sundararajan K, Schoeman T, Hughes L, Edwards S, Reddi B. Preditores e resultados de pancreatite aguda em pacientes gravemente doentes internados no departamento de emergência de um centro de referência terciário na Austrália. *Medicina de Emergência Australásia*. 2017 abril 29: 184-191.

19. Russell PS, Mittal A, Brown L, McArthur C, Phillips AJR, Petrov M, Windsor JA. Admissão, gestão e resultados da pancreatite aguda na unidade de cuidados intensivos. Colégio Real Australasiano de Cirurgiões. *ANZJSurg*. 2016 Jan.

20. Shilton H, Breen D, Gupta S, Evans P, Pilgrim C. Treatment of necrotising pancreatitis requires multiple interventions with prolonged length of stay. Departamento de Cirurgia, Frankston Hospital, Peninsula Health, Melbourne, Victoria, Austrália. *Royal Australasian College of Surgeons*. 2017 (no prelo; doi: 10.1111/ans.13883).

21. Watanabe T, Kudo M, Strober W. Immunopathogenesis of pancreatitis. *Imunologia das Mucosas*. 2017 Nov 10: 283-98.

22. Mole DJ, Gungabissoon U, Johnston P, Cochrane L, Hopkins L, *et al*. Identifying risk factors for progression to critical care admission and death among individuals with acute pancreatitis: a record linkage analysis of Scottish healthcare databases (Identificação de factores de risco para progressão para internamento em cuidados intensivos e morte entre indivíduos com pancreatite aguda: uma análise de ligação de registos de bases de dados de cuidados de saúde escoceses). *BMJ*. 2016. 6:e011474.

23. Gukovskaya AS, Pandol JS, Gukovsky I. New insights into the pathways initiating and driving pancreatitis. *Curr Opin Gastroenterol*. 2016. 32:429-435.

24. Xiaolei W, Li Q, Jingli C. Valor da classificação revista de Atlanta (RAC) e do sistema de classificação baseado em determinantes (DBC) na avaliação da pancreatite aguda. *Pesquisa e Opinião Médica Atual, Grupo Taylor & Francis*. 2017 Oct. 1473-4977(online).

25. Lankisch PG, Apte M, Peter A Banks PA. Pancreatite aguda. *The Lancet*. 2015 julho. 386: 85-96.

26. Gao Y, Yu C, Xiang F, Xie M, Fang L, Gao M, *et al*. Pancreatite aguda como manifestação inicial do carcinoma da paratireoide: relato de caso e revisão da literatura. *Medicina*. 2017. 96:44-7.

27. Chandra S, Murali A, Hol A, *et al*. The Bedside Index for Severity in Acute Pancreatitis: a systematic review of prospective studies to determine predictive performance. *J Community Hosp Inter Med Prespect*. 2017 Oct 7:208-213.

28. Kamal A, Faghih M, Moran RA, Afghani E, Sinha A. Persistent SIRS and acute fluid collections are associated with increased CT volume in acute interstitial pancreatitis. *Jornal Escandinavo de Gastroenterologia*. 2017 Oct 11:1-6.

29. Forsmark CE, Baillie J. Revisão técnica do Instituto AGA sobre pancreatite aguda. *Gastroenterology*. 2007. 132:2022-44.

30. Chiari H. Sobre a digestão do pâncreas humano (em alemão). *ZeitschriftfürHeilkunde*. 1896.17:69-96.

31. Windsor AC, Kanwar S, Li AG, et al. Enteral nutrition attenuates the acute-phase response and improves disease severity in acute pancreatitis compared with parenteral nutrition. *Gut*.1998. 42: 431-5.

Índice

Capítulo 1 2
Capítulo 2 4
Capítulo 3 14
Capítulo 4 39
Agradecimentos 41
Referências 42

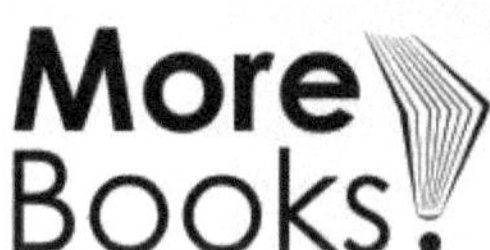

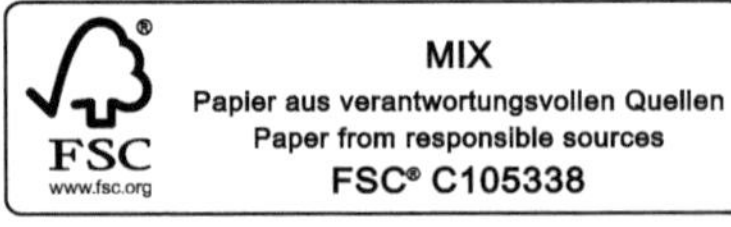

Printed by Books on Demand GmbH, Norderstedt / Germany